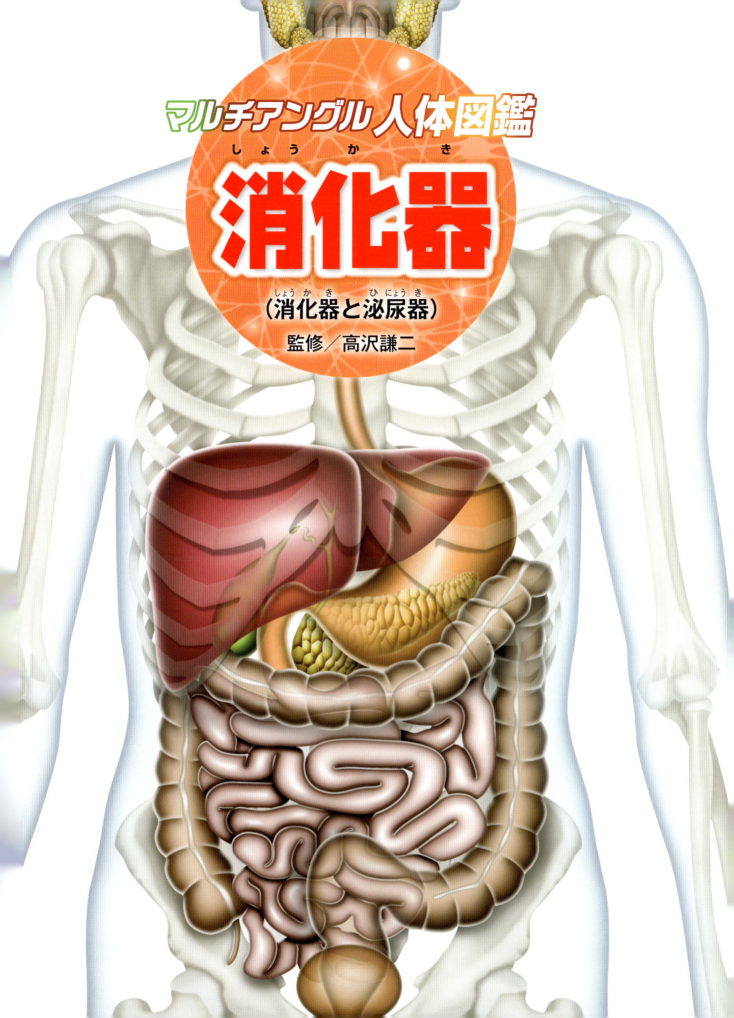

□監修者紹介
高沢謙二（たかざわ　けんじ）
東京医科大学名誉教授、東京医科大学病院健診予防医学センター特任教授、信濃坂クリニック院長、北京大学客員教授。東京医科大学卒業。長年にわたって心臓病や高血圧の予防と治療に取り組んでいる。「血管年齢」という指標の考案者。著書に、『声に出して覚える心電図』（南江堂）、『動脈硬化を予防する！　最新治療と正しい知識』（日東書院本社）ほか多数。

消化器、そして泌尿器の旅へ

　わたしたちが生きていくためには、毎日、新しいからだをつくる「材料」と、「エネルギー」が必要です。その元となるのは、そう、食べ物です。ただし、食べ物が「材料」や「エネルギー」になるためには、長い旅をしなければなりません。口の中でかみくだかれ、唾液とまざり、食道をとおって胃の中に入り、小腸で栄養を吸収され……。その栄養は血液によって、からだじゅうに運ばれます。そして、古くなったからだの材料や、吸収されなかったものは、からだの外へ出す必要があります。

　この長い旅にかかわる、胃や小腸、大腸などの器官を「消化器」といい、血液と尿にかかわる腎臓、膀胱などの器官を「泌尿器」といいます。それぞれの器官がどんなしごとをしているのかを見に、消化器と泌尿器をめぐる旅へ出かけましょう！

マルチアングル人体図鑑 消化器

目次

栄養を取りこみ、よぶんなものを捨てる
消化器 …………………………………………… 4

口から始まる長い道のり
消化・吸収のルート ………………………… 6

くだいて、つぶして、唾液とまぜる
歯と唾液腺 …………………………………… 8

食べ物と空気の分かれ道
のどから食道へ …………………………… 10

胃液と運動で分解！
胃 …………………………………………… 12

いよいよ栄養を吸収！
小腸 ………………………………………… 14

本格的な消化のチーム
膵臓・肝臓・胆のうと十二指腸 ………… 16

強力な消化液、膵液を分泌
膵臓 ………………………………………… 18

栄養や毒を変身させる大きな臓器
肝臓 ………………………………………… 20

肝臓がつくった胆汁をためて準備
胆のう・胆管 ……………………………… 22

水分を吸収して大便に！
大腸 ………………………………………… 24

血液から尿をつくるしごと
泌尿器 ……………………………………… 26

血液の大事なものを残し、よぶんなものを捨てる
腎臓と膀胱 ………………………………… 28

さくいんと用語解説 ………………………… 30

栄養を取りこみ、よぶんなものを捨てる
消化器

ビューポイント：正面から見る

人間は、食べ物をからだに取り入れることで、からだの材料やエネルギーになる栄養をえている。ただし、食べ物が栄養になるのは、からだが**消化**というしごとをしたあとだ。

消化とは、からだが食べ物を吸収できるように分解すること。消化のしごとには、胃、小腸、大腸、肝臓、胆のう、膵臓などたくさんの器官がかかわっていて、これらを**消化器**とよぶ。消化器には、いらないものをからだの外に出すしごともある。ひとつひとつの消化器がどんなしごとをしているのか、食べ物がすすむ順に見ていこう。

消化器は口から腸まで1本の管のうにつながっているので、**消化管**という。

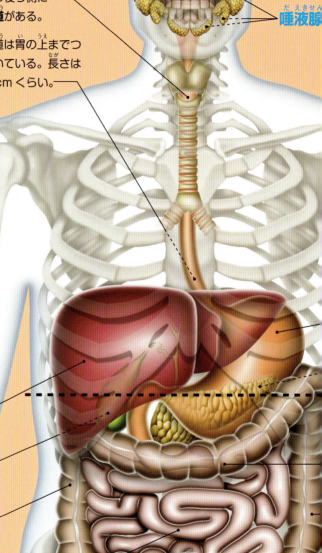

気管
この後ろ側に**食道**がある。
食道は胃の上までつづいている。長さは25cmくらい。

唾液腺

肝臓

胆のう

大腸
（上行結腸）

小腸

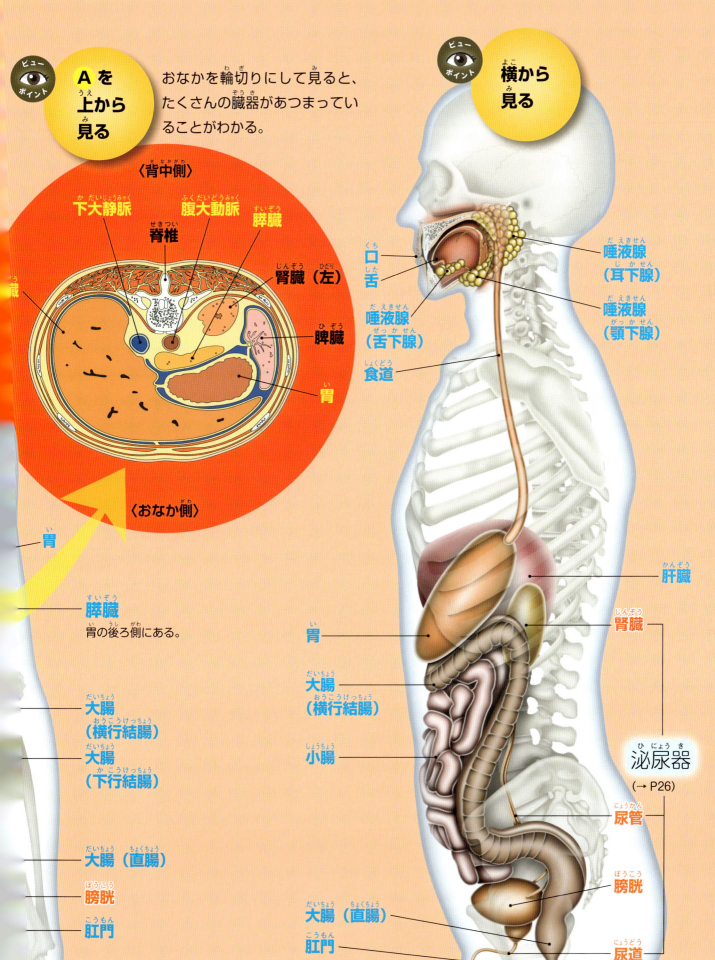

消化・吸収のル[ート]

口から始まる長い道のり

食べ物は、からだの中をとおりながら、少しずつ消化されていく。おもしろいのは、右の絵でわかるように、栄養の種類によって、消化が始まる場所がちがうこと。それは、消化器がもっている**消化液**や**消化酵素**の種類と関係している。口の中、胃、小腸などの器官ごとに、さまざまな消化液や消化酵素がはたらいて、栄養を吸収しやすい大きさに分解していくのだ。

吸収がおこなわれるのは、ほとんどが小腸の中だ。食べ物にはどんな栄養素がふくまれていて、どんなはたらきをするのかも知っておこう。

ビューポイント 食べ物のルートをたどる

食べ物

唾液

唾液腺
食べ物は歯でくだかれ、唾液とまざり、糖質の一部が分解される。

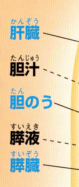

肝臓

胆汁

胆のう

膵液

膵臓

門脈
小腸で吸収した栄養を肝臓へ運ぶ。

小腸
ドロドロになった食べ物は、小腸の中を行き来しながらさらに分解されて、小腸のかべから吸収される。

Q 食べたものは、いつどこまで行く？

A

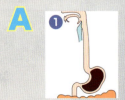

① 食べたものはすぐに胃まで運ばれる。
※ここからの時間はおよそのめやすで、食べ物によって2～3倍の時間がかかる。

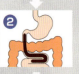

② 小腸の始まりの十二指腸にとどくのは1～2時間後。

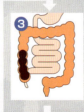

③ 大腸の始まりの部分にとどくのは約8～12時間後。

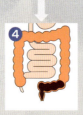

④ 大腸で水分を吸収されながらすんでいき、大腸の終わりの直腸にとどくのは20～24時間後。

食物と栄養素

食べ物にふくまれている栄養の中で、中心となる5つの栄養を**五大栄養素**という。また、5つのうち、エネルギー源になる3つを**三大栄養素**という。

三大栄養素

糖質※
エネルギー源としていちばん重要な栄養素。

※糖質と食物繊維を合わせて炭水化物といい、栄養表示などでは、糖質でなく炭水化物の量を示すことが多い。

たんぱく質
筋肉、皮膚、内臓、爪、髪など、からだのほとんどをつくる成分。

脂質
エネルギーのもとになったり、細胞膜やホルモンの材料になる。

五大栄養素

ビタミン
13種類あり、三大栄養素がからだの材料やエネルギーに変わるのを助けたり、目、皮膚、粘膜などの健康をたもつ、疲労回復を助けるなど、さまざまなはたらきをする。

ミネラル
骨、歯、血液などの材料となったり、筋肉の収縮、神経の伝達などにつかわれる。自然界にはさまざまなミネラルがあり、からだに必要なのは、カルシウム、マグネシウムなど16種類といわれる。

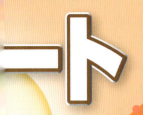

食道

胃

胃液
胃の運動と胃液によって**たんぱく質**などが分解される。

十二指腸
膵液の強いはたらきで栄養が本格的に分解される。胆汁も膵液と協力して**脂質**を分解する。

大腸

リンパ管
小腸で分解された脂質を運ぶ。

肛門

SPOTLIGHT

リンパ管の2つのやくわり

リンパ管は、血管にそうようにして全身をめぐっている。リンパ管のやくわりのひとつは、リンパ球のとおり道になることだ。リンパ球のしごとは、からだに侵入した病原体とたたかうことで、そのためにいつも、リンパ管の中をパトロールしている。

リンパ管にはもうひとつ、小腸で吸収した脂質を肝臓へ運ぶというやくわりがある。ほかの栄養は小腸から門脈をとおって運ばれるが、脂質は分解しても大きすぎるので、リンパ管をとおるべつルートで運ばれるのだ。

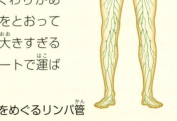

全身をめぐるリンパ管

くだいて、つぶして、唾液とまぜる
歯と唾液腺

消化のしごとは、口の中から始まる。歯のやくわりは、食べ物を吸収しやすい大きさにかみくだくことだ。とうふのようなやわらかい食べ物は、舌が口蓋という口の天井に押しつけてつぶすこともある。細かくなった食べ物は、唾液

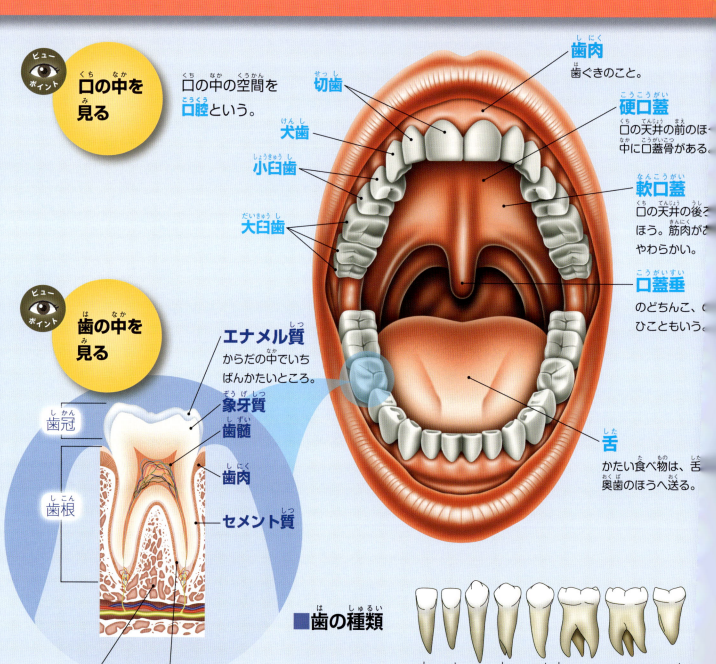

ビューポイント：口の中を見る
口の中の空間を口腔という。

ビューポイント：歯の中を見る

- 歯肉：歯ぐきのこと。
- 硬口蓋：口の天井の前のほう。中に口蓋骨がある。
- 軟口蓋：口の天井の後ろのほう。筋肉がありやわらかい。
- 口蓋垂：のどちんこ、ひこともいう。
- 舌：かたい食べ物は、舌で奥歯のほうへ送る。

歯の構造
- エナメル質：からだの中でいちばんかたいところ。
- 象牙質
- 歯髄
- 歯肉
- セメント質
- 歯冠
- 歯根
- 歯槽骨：歯ぐきの骨。
- 歯根膜：歯根と歯槽骨をつなげている。

■歯の種類
- 切歯：前側に並んでいて、食べ物をかみ切る歯。ぜんぶで8本。
- 犬歯：とがった先を食べ物に刺して、引きちぎる歯。ぜんぶで4本。
- 小臼歯：上と下の小臼歯で食べ物をはさんでくだく。ぜんぶで8本。
- 大臼歯：上と下の大臼歯で食べ物を臼のようにつぶす。ぜんぶで

※子どものときは乳臼歯が8本。

（つば）とまざり合って飲みこみやすくなる。唾液には、**唾液アミラーゼ**という**消化酵素**がふくまれている。栄養素のうち、ごはんやパンに多くふくまれている糖質を分解するのが唾液アミラーゼだ。

唾液腺と唾液のいろいろなやくわり

唾液は、**唾液腺**から分泌される。口の中には3組の大きな唾液腺があるほか、ほおの粘膜や舌に、小さな唾液腺がたくさんある。唾液は、糖質を分解するだけでなく、口の中を洗い流して清潔にするしごともしている。また、消化酵素のほかに、殺菌力のある酵素をもっていて、細菌がからだの奥へ侵入するのをふせいでいる。かたい歯が口の粘膜を傷つけないのも、口の中が唾液でうるおっているからだ。

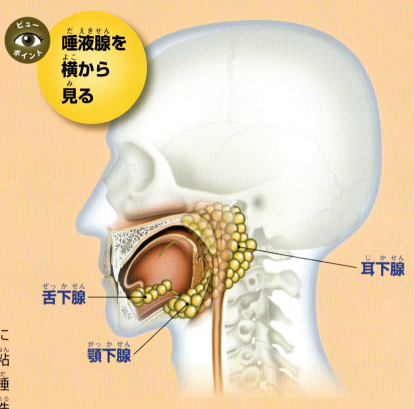

ビューポイント 唾液腺を横から見る

耳下腺
舌下腺
顎下腺

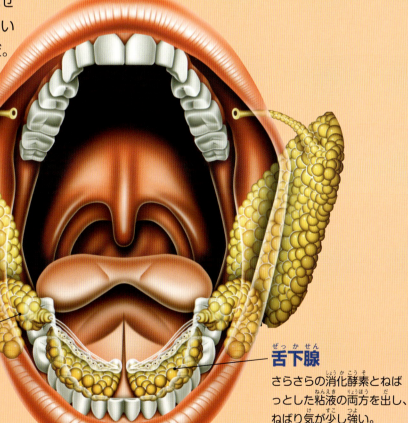

ビューポイント 唾液腺を前から見る

耳下腺
ほかの2つの唾液腺とちがい、さらさらの消化酵素だけを分泌する。

顎下腺
ここから分泌される唾液がいちばん多い。さらさらの消化酵素とねばっとした粘液の両方を出す。

舌下腺
さらさらの消化酵素とねばっとした粘液の両方を出し、ねばり気が少し強い。

マルチアングル人体図鑑 消化器

食べ物と空気の分かれ道
のどから食道へ

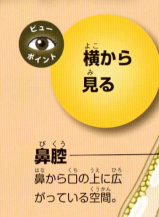

食べ物を「ごくん」と飲みこむとき、のどでは、食べ物が正しい道へすすむように、きりかえがおこなわれている。食べ物がとおる道は、始まり部分が**咽頭**で、**食道**へつづいている。空気がとおる道は、始まり部分が**喉頭**で、**気管**へつづいている。うっかり食べ物が喉頭へ入りかけると、ゴホゴホとせきこんで、食べ物が口にもどってくる。

口を大きく開けたとき、奥に見えるのは咽頭（食べ物のとおり道）のほう。のどに手を当てたときにごつごつしているのは、喉頭（空気のとおり道）をかこんでいる軟骨だ。

ビューポイント：横から見る

- **鼻腔**：鼻から口の上に広がっている空間。
- **硬口蓋**
- **舌**
- **声帯**：声を出す
- **喉頭**
- **軟骨**
- **気管**

ビューポイント：Aを上から見る

食道を輪切りにすると、外側に筋肉の層が2つ重なっていて、内側に粘膜があるのがわかる。消化管はみんな同じ構造で、粘膜と、2層から3層の筋肉の層（筋層）をもっている。

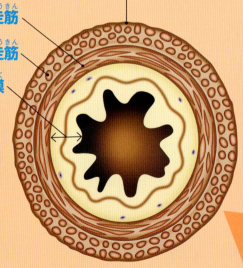

- **外膜**
- **筋層**：**輪走筋**／**縦走筋**
- **粘膜**

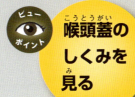

喉頭蓋のしくみを見る

食べ物が入ってくると、舌骨が上がって喉頭蓋が後ろにたおれ、気管にふたをする。

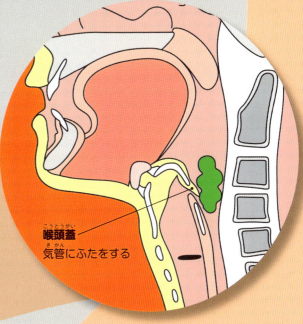

喉頭蓋　気管にふたをする

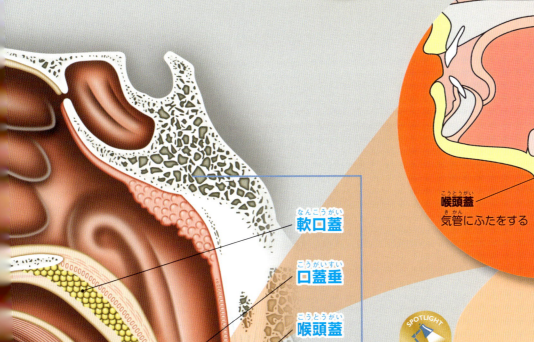

軟口蓋
口蓋垂
喉頭蓋
咽頭
食道
A

食べ物は、のどを落ちていくのでなく、筋肉で運ばれる

「ごくん」と飲みこんだ食べ物は、食道をとおって胃のほうへすすむ。このとき食べ物は、重みで下へ落ちていくのではなく、まず、食道の上のほうの筋肉がちぢみ、その動きがじゅんに下へ伝わっていくことで、運ばれていく。こういう筋肉の動きのことを、**蠕動運動**という。筋肉が蠕動運動をすれば、飲みこんだ食べ物は、たとえ、さか立ちしていても胃まで運ばれていく。

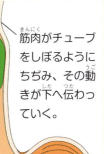

筋肉がチューブをしぼるようにちぢみ、その動きが下へ伝わっていく。

胃液と運動で分解！
胃

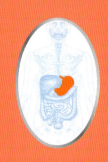

食道をとおりぬけて胃に入った食べ物は、**胃液**とまざり合って、ドロドロになるまでかきまぜられる。胃液のおもな成分は、**消化酵素**と**塩酸**だ。胃の塩酸は**胃酸**ともよばれ、食べ物を分解するほか、強い殺菌力がある。

外側から見る

胃袋ともよばれる胃は、名前のとおり袋の形をしている。からだの左側のほうへはり出していて、はり出した側を大弯、へこんだ側を小弯という。

幽門
十二指腸へつながる、胃の出口。ふだんは幽門括約筋の力で閉じていて、食べ物がじゅうぶんにドロドロになると、開いて十二指腸に送りだす。

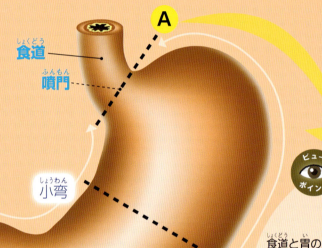

- 食道
- 噴門
- A
- 十二指腸（小腸の始まりの部分。）
- 幽門
- 小弯
- B
- C
- 大弯

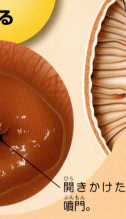
十二指腸

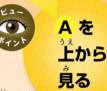 A を上から見る

食道と胃のさかいめ。
開きかけた噴門。

C を上から見る

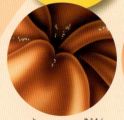 ❶ 閉じている幽門
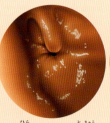 ❷ 開いていく途中
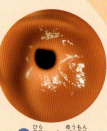 ❸ 開いた幽門

B を上から見る

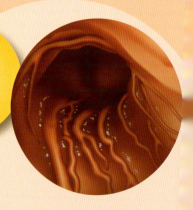

たくさんのひだがある。

胃にとどくと分解し始める栄養素は、たんぱく質だ。胃液の塩酸がたんぱく質をほぐして、消化酵素の**ペプシン**がそれを細かく切る。それでもまだ、じゅうぶんには細かくならないので、胃では吸収されずに、次の行き先へむかう。

胃の筋肉は3層構造

胃の外側は、べつべつの方向に伸びちぢみする3種類の筋肉が重なっていて、消化管の中でいちばん厚い筋層をもっている。この3つの筋肉が協力して、胃のなかみをまぜ合わせる運動をしている。

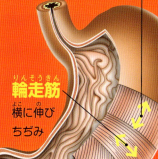

縦走筋 縦に伸びちぢみ

輪走筋 横に伸びちぢみ

斜走筋 ななめに伸びちぢみ

半分に切って見る

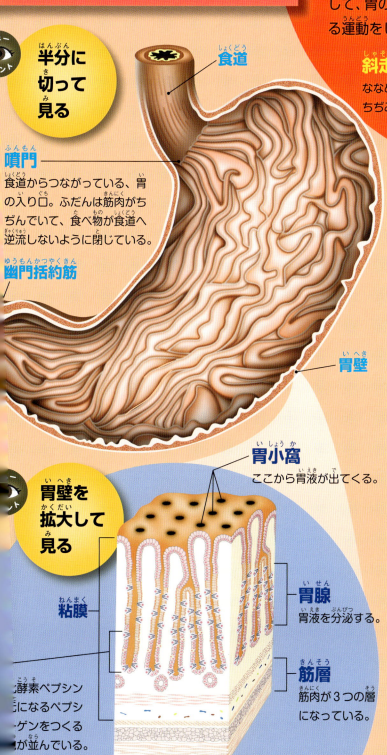

食道

噴門 食道からつながっている、胃の入り口。ふだんは筋肉がちぢんでいて、食べ物が食道へ逆流しないように閉じている。

幽門括約筋

胃壁

胃小窩 ここから胃液が出てくる。

胃壁を拡大して見る

粘膜

胃腺 胃液を分泌する。

筋層 筋肉が3つの層になっている。

酵素ペプシンになるペプシノーゲンをつくる□が並んでいる。

胃の運動

胃の中に入った食べ物は、いったん胃の上部にたくわえられる。からっぽのときの胃はしぼんでいるので、食べ物は下に落ちない。食べ物があるていどたまると、中央部までおりてきて、胃が**蠕動運動**を始める。

1. 輪走筋がちぢんでくびれができる。くびれの位置が上から下に移動して、なかみも下に移動。

2. 幽門が閉じているので、なかみが上にもどり、下へおりてくるなかみとまざり合う。新しいくびれもできる。

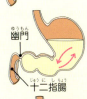

3. 消化した分は、幽門が開いて十二指腸へ押しだされる。

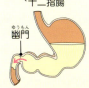

4. 幽門が閉じて、なかみをふたたびかきまぜる。これをくり返して、少しずつ十二指腸へ押しだしていく。

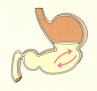

いよいよ栄養を吸収！
小腸

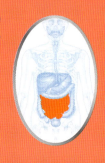

胃でドロドロになった食べ物が小腸にたどりつくと、栄養の吸収が始まる。胃でも吸収される成分が少しだけあるが、ほとんどの栄養が吸収されるのは小腸だ。

小腸は、**十二指腸、空腸、回腸**の3つの部分に分けられる。始まり部分の十二指

ビューポイント　外側から見る

小腸は、十二指腸・空腸・回腸に分けられる。

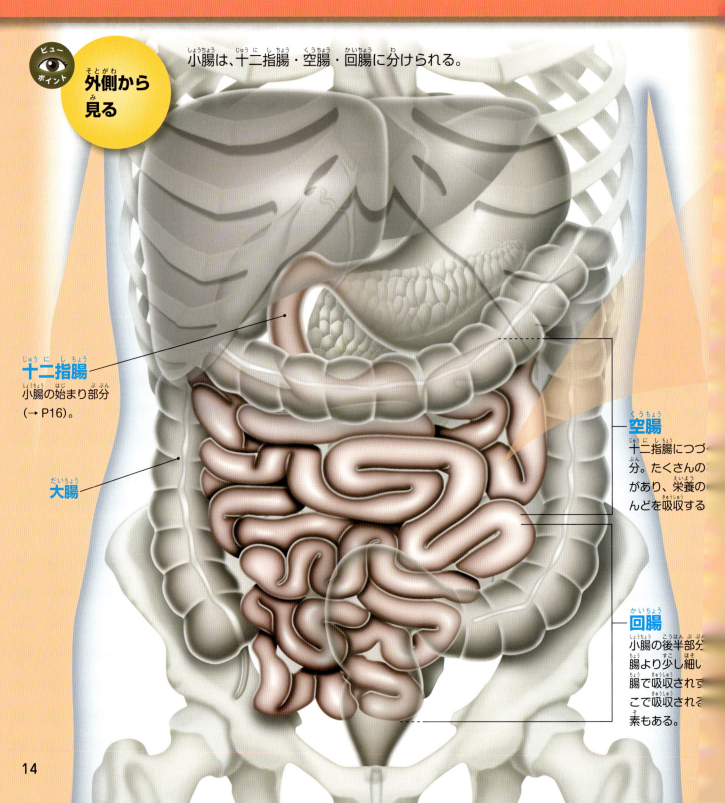

十二指腸
小腸の始まり部分（→P16）。

大腸

空腸
十二指腸につづ〔く〕部分。たくさんの〔ひだ〕があり、栄養の〔ほと〕んどを吸収する

回腸
小腸の後半部分〔。空〕腸より少し細い〔。空〕腸で吸収され〔ず、こ〕こで吸収され〔る栄養〕素もある。

腸は、膵液や胆汁がまざり合って、さらに消化がすすむ場所だ（→ P16）。
　小腸の長さは6〜7mもあり、蠕動運動（→ P11）によって、食べ物を行ったり来たりさせながら、栄養を吸収していく。栄養を取り出されたあとの残りは、小腸のまわりをぐるりとかこんでいる大腸へ移動する。

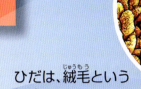
ビューポイント
ひだを拡大

ビューポイント
中を見る

内側には目で見てわかる輪の形のひだがある。

ひだは、絨毛という突起でおおわれている。

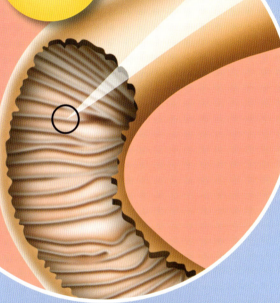

ビューポイント
ひだの断面を見る

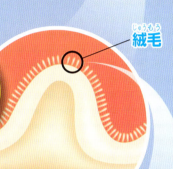
絨毛

ビューポイント
栄養吸収細胞を拡大

ビューポイント
絨毛を拡大

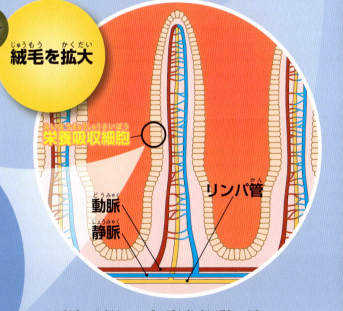
栄養吸収細胞
動脈
静脈
リンパ管

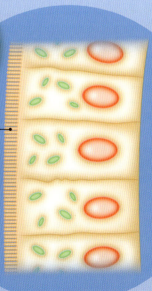
微絨毛

栄養吸収細胞の表面は、絨毛よりさらに小さな微絨毛でおおわれている。

絨毛の表面には栄養吸収細胞が並んでいる。栄養はここで吸収されて、血管やリンパ管で運ばれていく。

マルチアングル人体図鑑 消化器

本格的な消化のチーム 膵臓・肝臓・胆のうと

小腸の始まりの**十二指腸**と、そのまわりをくわしく見てみよう。十二指腸が「C」の形に曲がったところにはまりこむようにして、**膵臓**がある。膵臓は、**膵液**という強力な消化液をつくって十二指腸へ送りだしている。

十二指腸の上のほうには**胆のう**があり、胆のうにためられた**胆汁**という消化液が、**総胆管**をとおって十二指腸に流れこむ。胆汁をつくるのは**肝臓**で、胆のうは受けとった胆汁をためておき、必要なときに十二指腸へ送りだす。

膵液と胆汁という２つの消化液が十二指腸でまざり、小腸が活発に運動することによって、胃でドロドロになった食べ物が本格的に消化される。

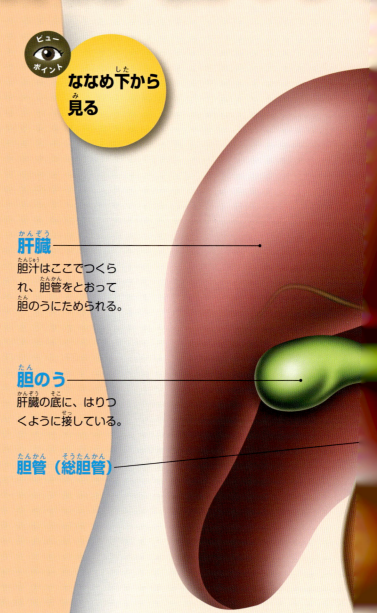

ビューポイント ななめ下から見る

肝臓 — 胆汁はここでつくられ、胆管をとおって胆のうにためられる。

胆のう — 肝臓の底に、はりつくように接している。

胆管（総胆管）

十二指腸 — 小腸の始まりの部分。

Q なぜ十二指腸というの？

A 小腸の長さは６〜７ｍもあるけれど、そのうち十二指腸の部分は少しだけ。指を12本並べたはばくらいの長さ、という意味で名づけられたといわれている。じっさいの十二指腸は25cmくらいの長さで、だいたい、おとなの男性の指12本分だ。

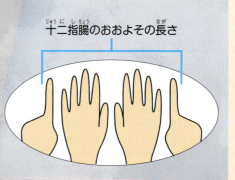

十二指腸のおおよその長さ

十二指腸
じゅうにしちょう

胆管（胆のう管）
たんかん　たん　かん

主膵管
しゅすいかん
膵液のとおり道。

膵臓
すいぞう
十二指腸に頭をはめこむような形で接している。前側には胃がある。

↓ 小腸の空腸から回腸へとつづく。

膵液と胆汁のやくわり

膵液にはいろいろな種類の消化酵素がふくまれていて、膵液が食べ物にまざると消化がぐんとすすむ。**胆汁**は、消化酵素はもっていないが、脂質を水にとけやすくする成分をもっていて、膵液と協力して脂質を消化する。

膵液と胆汁にはべつのやくわりもある。胃液は酸をふくんでいて、**酸性**という性質。膵液と胆汁は、酸性とは反対の**アルカリ性**という性質だ。酸はしげきが強いので、胃をとおったものが、そのまま入っていくと、十二指腸をいためてしまう。そこで、アルカリ性の膵液と胆汁が、酸の力を弱めて十二指腸を守っている。酸性とアルカリ性をまぜて中間の性質にすることを**中和**という。

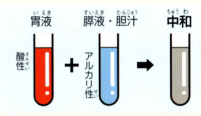

胆汁の流れ

膵液が、膵臓でつくられてそのまま十二指腸へ流れていくのに対して、胆汁は肝臓でつくられて、いったん胆のうにためられる。十二指腸に食べ物がとどくとホルモンが分泌され、それをあいずに胆のうから胆汁が流れだす（→ P22）。

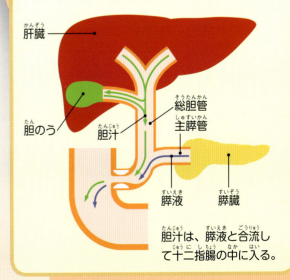

胆汁は、膵液と合流して十二指腸の中に入る。

強力な消化液、膵液を分泌
膵臓（すいぞう）

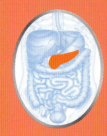

16ページで見たように、膵臓は十二指腸のすぐ横にある。膵臓が分泌した膵液は、**主膵管**と**副膵管**という2本の管をとおって十二指腸へ入っていく。膵液はさまざまな消化酵素をもっているので、食べ物をすべて消化するためになくてはならないものだ。

膵臓では、膵液のほかに、**インスリン**と**グルカゴン**というホルモンもつくられている。どちらのホルモンも血液の中へ入っていくが、インスリンは血液中の糖をへらし、グルカゴンは血液中の糖をふやすという、反対のはたらきをする。

ビューポイント：取り出して見る

膵臓の形はナマコに似ている。

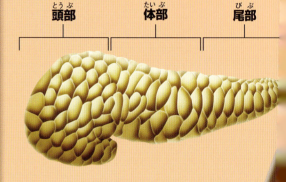

頭部　体部　尾部

十二指腸

小十二指腸乳頭
膵液だけが出てくる。大十二指腸乳頭から出る量より少なめ。

大十二指腸乳頭
膵液と胆汁がまざり合って出てくる。

Q 糖尿病って何？

A 食べ物から取り出された糖は、血液から細胞の中に取りこまれて、エネルギーに変わる。ただし、糖が細胞に取りこまれるには、**インスリン**の助けが必要だ。インスリンがないと、糖はずっと血液の中にあることになるが、糖の多い血液は血管をボロボロに傷つけてしまう。

糖尿病は、インスリンがあまり分泌されなくなってしまったり、分泌されてもはたらきが弱くなってしまう病気だ。もともとの体質でなるタイプと、おとなになってからなるタイプがあり、どちらも食事に気をつけながら治療していく必要がある。

ビューポイント：大十二指腸乳頭を切って見る

大十二指腸乳頭
十二指腸の中に頭がとび出したような形。

胆管
主膵管と胆管は合して十二指腸につな〔がる〕

オッディ括約筋
ふだんは括約筋が出口を閉じていて、膵液と胆汁が流れこむときだけ開く。

主膵管

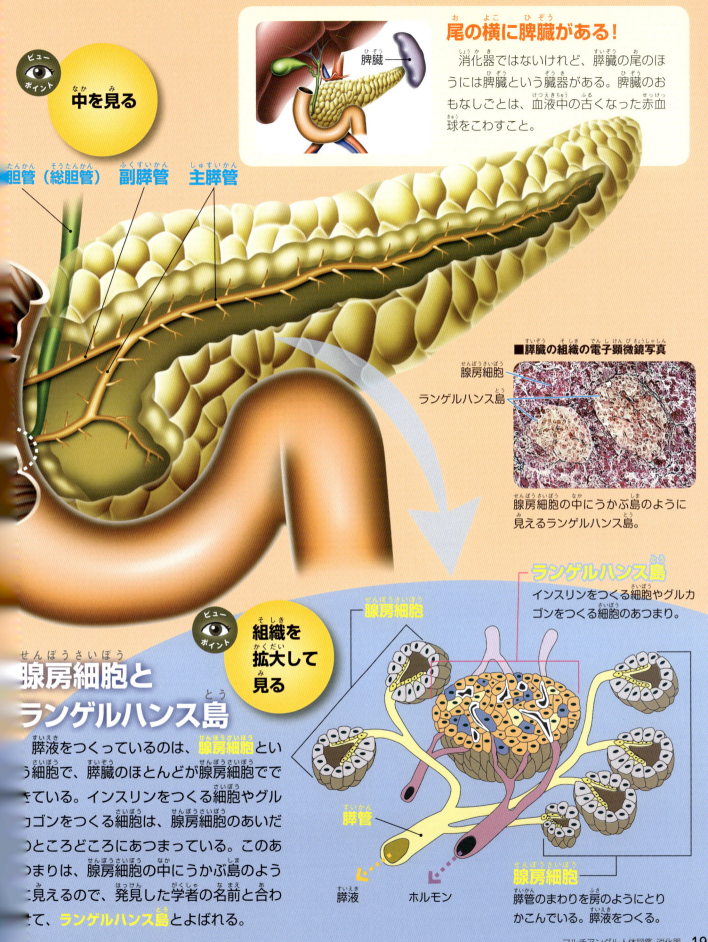

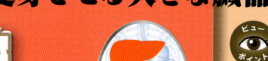

肝臓

栄養や毒を変身させる大きな臓器

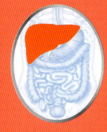

肝臓は、人間のからだの中でいちばん大きな臓器だ。しごとの数もとても多い。

肝臓の血管は、**腹大動脈、門脈、下大静脈**という、3本の太い血管とつながっている。腹大動脈は、酸素をふくんだ血液を心臓から運んでくる血管、門脈は、栄養をふくんだ血液を胃や腸から運んでくる血管、下大静脈は、肝臓が処理した血液を心臓へもどす血管だ。

いちばん肝臓らしい血管は門脈で、肝臓には門脈をとおってさまざまな栄養が運ばれてくる。肝臓はその栄養を必要な形につくりかえて送りだしたり、肝臓の中にたくわえたりしている。

胆汁をつくって胆のうに送りだすのも肝臓のしごとだ（→ P17・22）。

肝臓と血管を見る

右葉
左葉より5倍くらい大き

肝静脈

胆のう

総胆管
肝臓でつくった胆汁を胆のうへ、胆のうから十二指腸へと運ぶ。

底から見る

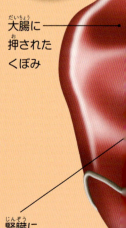

大腸に押されたくぼみ

腎臓に押されたくぼみ

肝臓は大化学工場！

肝臓は、ある栄養をべつな形に、ある成分をべつな成分にと変化させるしごとをしているので、「化学工場」とよばれている。ここにあげた以外にも、まだまだたくさんのしごとをしている、大化学工場だ。

肝臓のおもなしごと

- ブドウ糖をグリコーゲンに変えてたくわえておき、必要なときにも糖にもどして血液中に送りだす。
- 脂質を分解してエネルギーをつくる。
- ビタミンをたくわえる。
- 毒物、アルコール、薬の成分などを分解してからだに害がないようにする。
- アンモニアを尿素に変える。
- 脾臓（→P19）がこわした古い血液をさらに分解して鉄とビリルビンに分け、再利用する。ビリルビンは胆汁の成分になる。
- 胆汁をつくる。

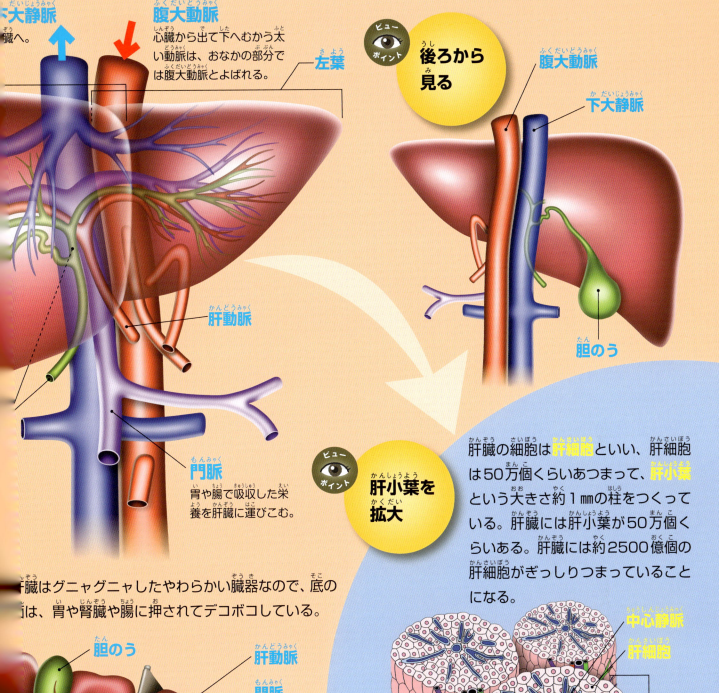
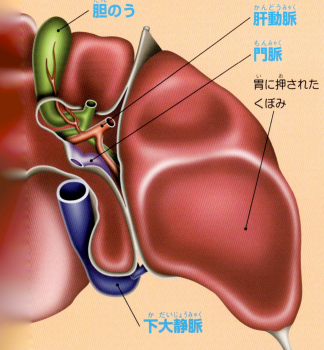

肝臓がつくった胆汁をためて準備
胆のう・胆管

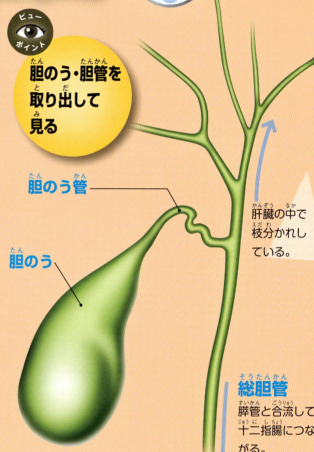

胆のうは、野菜のナスに似た形をした袋状の臓器だ。肝臓の右側の底の、背中側にあり、肝臓がへこむくらいくっついている。肝臓でつくられた胆汁は、胆管という管をとおって胆のうに運ばれてくる。すると胆のうは、その水分を吸収し、濃い胆汁に変えて袋の中にためておく。

十二指腸に食べ物が入ってくると、胆のうは十二指腸が出すホルモンのあいずを受けとって、胆汁をしぼり出す。胆汁は、膵臓につづいている胆管の中を流れていき、膵液といっしょに十二指腸の中に流れ出る。肝臓、胆のう、膵臓、十二指腸は、胆管でつながったチームだ。

ビューポイント　胆のう・胆管を取り出して見る

胆のう管
胆のう
総胆管　膵管と合流して十二指腸につながる。
肝臓の中で枝分かれしている。

 SPOTLIGHT

胆汁が流れるしくみ

1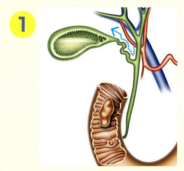
肝臓から送られてきた胆汁が、胆のうにたまりながら濃くなっていく。

2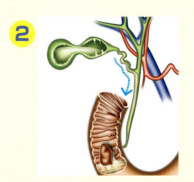
食べ物が十二指腸に入ると、十二指腸があいずを送る。あいずを受けとった胆のうは、ギュッとちぢんで胆汁を出す。

3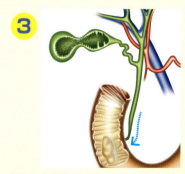
胆汁が膵液といっしょに十二指腸の中へ入り、胃では消化できなかった脂質を分解する。

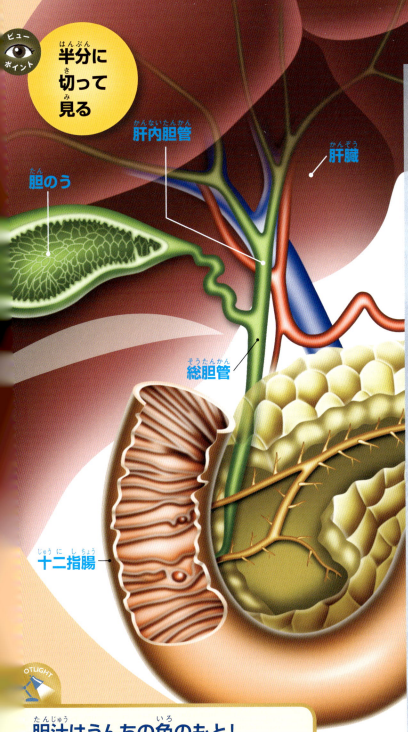

半分に切って見る

- 胆のう
- 肝内胆管
- 肝臓
- 総胆管
- 十二指腸

胆汁はうんちの色のもと！

胆汁のおもな成分は、**胆汁酸**と**ビリルビン**。脂質を細かく分解するのは、胆汁酸のしごとだ。ビリルビンは、古くなってこわされた赤血球の成分で、黄色がかった茶色をしている。大便の色の元になるのは、このビリルビンだ。肝臓のはたらきが悪くなったり、胆管がつまったりすると、ビリルビンが血液の中にたまって、白目や皮膚が黄色くなることがある。これを**黄疸**という。

Q 胆のうにできる石って？

A 胆汁の成分は、石のようにかたまることがあり、それを胆石という。胆汁の成分には、胆汁酸とビリルビンのほかに、コレステロールという脂質のなかまがふくまれている。ほとんどは、そのコレステロールがかたまって石になるが、ビリルビンがかたまることもある。大きな1個の石ができることもあるし、小さな石が数個できることもある。

胆石ができると、胆のうが炎症をおこしたり、胆管にひっかかったりして、**胆のう炎**や**胆管炎**という病気になることがある。

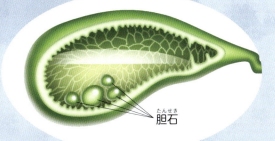

胆石

● 胆石のできる場所

胆のうにできた胆石は、大きくても自分では気づかないことがある。

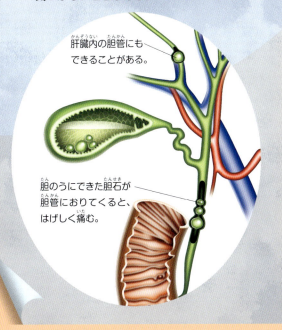

肝臓内の胆管にもできることがある。

胆のうにできた胆石が胆管におりてくると、はげしく痛む。

水分を吸収して大便に！
大腸

大腸に入ってくるのは、小腸で栄養を吸収された、残りかすのようなもの。少しだけ大腸で吸収される栄養もあるが、大腸のおもなやくわりは、残りかすから水分を吸収して大便（うんち）をつくることだ。大腸の長さは約1.5mで、**盲腸、結腸、直腸**の3つの部分に分けられる。直腸の出口は**肛門**で、ここから大便が排出されて、食べ物の旅が終わる。

ビューポイント 外側から見る

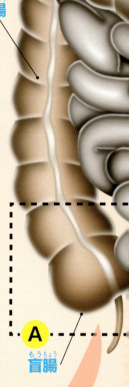

上行結腸

A

盲腸

大便の流れ

大腸の入り口は盲腸。結腸は、上行結腸、横行結腸、下行結腸、S状結腸に分けられ、大便は上、横、下へとすすむ。S状結腸で大便がたまり、直腸に大便がとどくと、うんちをしたくなる。

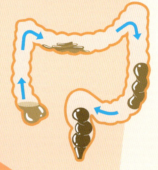

ビューポイント Aの中を見る

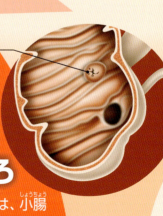

小腸（回腸）

回盲口
回腸が盲腸につながっている部分。

盲腸
回盲口から下側の大腸。

虫垂
盲腸からとび出ている細長い袋状のもの。リンパ球などがあつまっていて、腸の健康をたもつはたらきをするといわれる。よく「盲腸」といっているのは、虫垂が炎症をおこす病気で、正式名は「虫垂炎」という。

小腸が大腸につながるところ

おへそのように見えるのは、小腸の回腸が、大腸の盲腸部分につながる**回盲口**。弁のようになっていて、なかみが小腸へ逆流するのをふせいでいる。

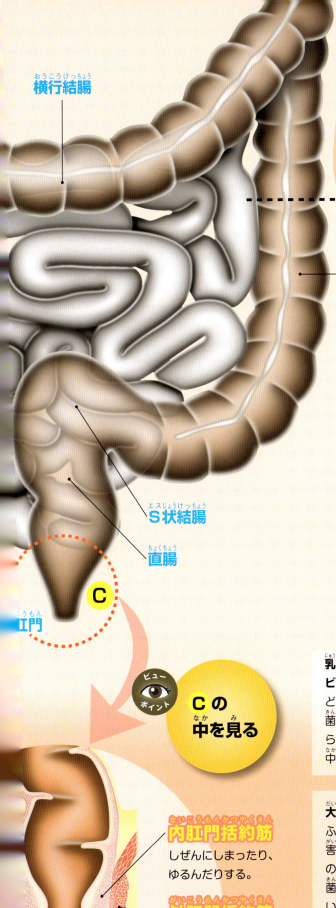

横行結腸

下行結腸

S状結腸

直腸

肛門

Bを上から見る

結腸の内側には輪の形のひだがたくさんある。

Cの中を見る

内肛門括約筋
しぜんにしまったり、ゆるんだりする。

外肛門括約筋
意識して閉めたり、ゆるめたりできる。

肛門

Q 大腸には細菌がすんでいる？

A 大腸の中には数百種類もの細菌がすんでいて、腸内細菌とよばれている。
腸内細菌は、栄養をとるために食べ物の残りかすを分解してくれるので、消化の役に立っている。でも、人の健康にとくによいはたらきをする腸内細菌もいる一方で、人に害をおよぼす腸内細菌もいる。数がいちばん多いのは、害にもならず、とくによいはたらきもしていないように見えるタイプだ。健康な人の腸の中には、よいタイプの腸内細菌が多いことがわかっている。

乳酸菌
ビフィズス菌
どちらもよい腸内細菌の代表。食べ物からとることで、腸の中でもふえる。

ウェルシュ菌
食べ物のかすをくさらせて、有害なガスを出したり、おならや大便のくさいにおいの原因をつくる。

大腸菌
ふつうの大腸菌は害がないが、O157のような病原性大腸菌は、口から入ると、いのちにかかわる病気になることがある。

腸にすんでいるさまざまな腸内細菌のあつまりは、顕微鏡で見るとお花畑のように見えることから、腸の中のお花畑という意味の「腸内フローラ」とよばれる。

血液から尿をつくるしごと
泌尿器

ビューポイント 正面から見る

　大便（うんち）は大腸でつくられるが、尿（おしっこ）はどこでつくられるのだろう？　肋骨に上半分がかくれるくらいの高さで、背中に近い側に、そら豆のような形をした器官が2つある。これが、尿をつくる**腎臓**だ。尿は、腎臓を出ると**尿管**をとおって**膀胱**にたまり、膀胱から**尿道**をとおって排出される。尿をつくることと出すことにかかわる、これらの器官を**泌尿器**という。

　大便は、食べ物から栄養を取り出したあとの残りかすだが、尿は、血液中のいらないものをあつめて、よぶんな水分といっしょにしたものだ。腎臓には、血液中の古くなったものや、害になるものを取り出すための、とてもよくできたしくみがある。28ページでくわしく見てみよう。

　腎臓の中から、尿管、膀胱、尿道までの尿のとおり道をまとめて**尿路**という。腎臓は2つあるうち、ひとつを取ってしまったとしても、残りのひとつがカバーして、ほぼ同じしごとをすることができる。

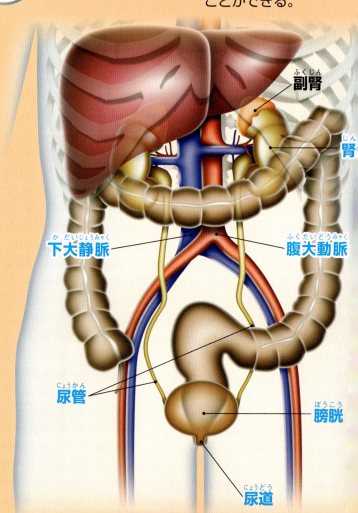

副腎／腎／下大静脈／腹大動脈／尿管／膀胱／尿道

Q　副腎のしごとって何？

A　腎臓の上にかぶさるようにして、**副腎**という器官がある。腎上体ともよばれ、腎臓といっしょにはたらいているように見えるが、そのやくわりは腎臓や尿とはほとんど関係がない。副腎は**ホルモン**を分泌する器官で、血圧を調節するホルモンや、ストレスに負けないためのホルモンなどをつくっている。

ビューポイント：後ろから見る

腎臓は背中側にあるので、腎臓の病気になると、背中の、腎臓のあるあたりが痛くなることがある。

→ 5ページの絵でも場所をかくにんしよう。

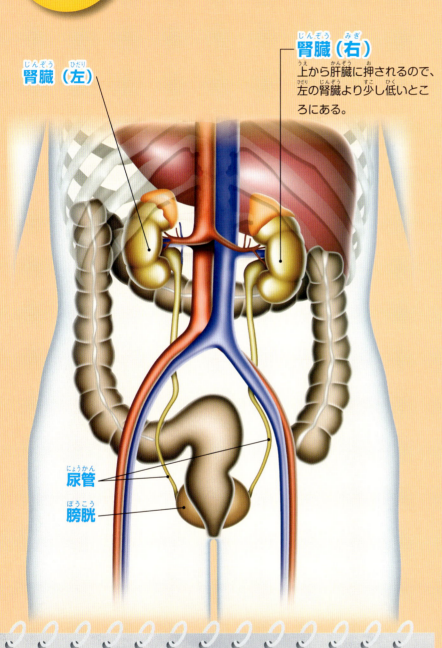

腎臓（左）

腎臓（右）
上から肝臓に押されるので、左の腎臓より少し低いところにある。

尿管

膀胱

Q 尿はきれい？きたない？

A 尿はきたないようなイメージがあるかもしれないが、血液中のいらなくなった成分をふくんでいるだけなので、じつはとてもきれいだ。においも、からだの中にあるときはくさくない。
尿がからだの外に出ると、外にいる細菌が尿の中の尿素を分解して、アンモニアがつくられる。鼻につんとくるようなにおいはアンモニアのにおいだ。

SPOTLIGHT

女性と男性は尿道の長さがちがう

女性の尿道は、男性より短いので、細菌が入りこみやすく、**膀胱炎**という病気になりやすい。反対に、男性は女性より**尿路結石**ができやすい。尿路結石は、尿にふくまれるカルシウムなどがかたまってできるもので、尿の流れや腎臓のはたらきを悪くする。

男性

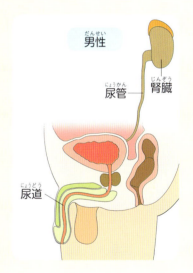

尿管　腎臓　尿道

女性

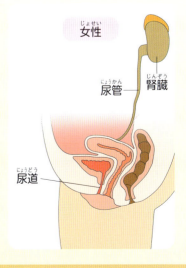

尿管　腎臓　尿道

マルチアングル人体図鑑 消化器

血液の大事なものを残し、よぶんなものを捨てる

腎臓と膀胱

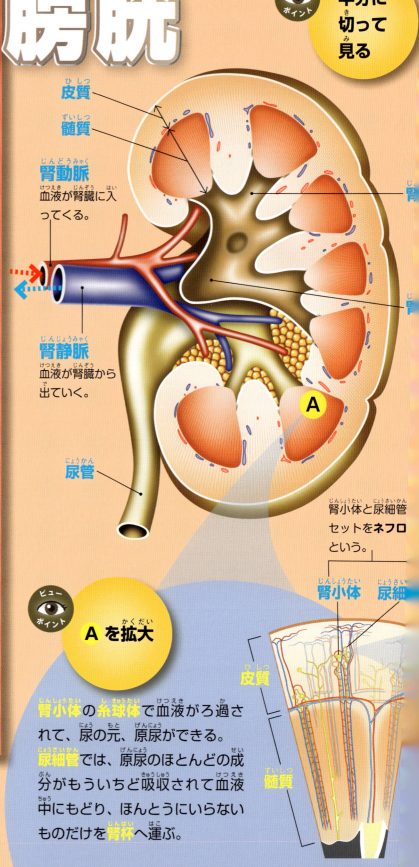

ビューポイント 半分に切って見る

泌尿器の**腎臓**と**膀胱**をくわしく見ていこう。腎臓は血液をろ過して、よぶんなものや、古くなった成分、害になる成分を取りのぞくしごとをしている。ろ過とは、液体にまざっているものを、細かい目をとおして液体と分けること。ろ過してきれいになった血液は、血管の中にもどされる。取りのぞかれた成分は、よぶんな水分とまざって尿になる。

腎臓はつねに尿をつくって尿管へ流しているので、尿をためておくために膀胱がある。尿は膀胱の中に少しずつたまっていき、尿の量にあわせて膀胱が大きくふくらんでいく。尿がいっぱいになると「おしっこをしたい」と感じて、尿道を閉めている**括約筋**をゆるめて、尿を排出する。

皮質
髄質
腎動脈 血液が腎臓に入ってくる。
腎静脈 血液が腎臓から出ていく。
尿管
A

腎小体と尿細管セットを**ネフロ**という。

ビューポイント Aを拡大

腎小体 尿細
皮質
髄質

腎小体の**糸球体**で血液がろ過されて、尿の元、原尿ができる。**尿細管**では、原尿のほとんどの成分がもういちど吸収されて血液中にもどり、ほんとうにいらないものだけを**腎杯**へ運ぶ。

骨盤の中で膀胱がふくらむようす

尿がたまるとゴルフボールより小さかった膀胱が、ソフトボールより大きくなる。

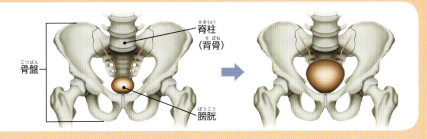

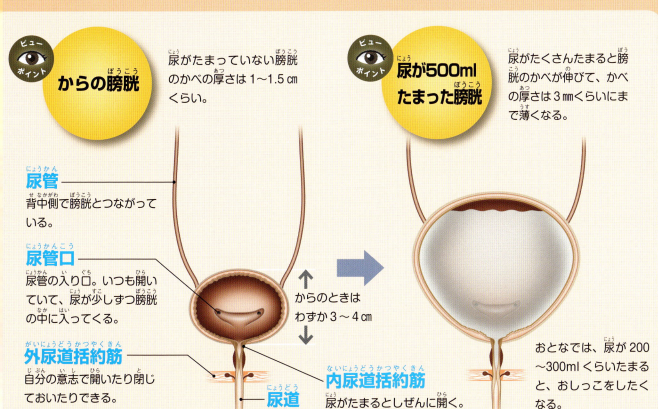

ビューポイント　からの膀胱

尿がたまっていない膀胱のかべの厚さは1〜1.5cmくらい。

ビューポイント　尿が500mlたまった膀胱

尿がたくさんたまると膀胱のかべが伸びて、かべの厚さは3mmくらいにまで薄くなる。

尿管
背中側で膀胱とつながっている。

尿管口
尿管の入り口。いつも開いていて、尿が少しずつ膀胱の中に入ってくる。

外尿道括約筋
自分の意志で開いたり閉じておいたりできる。

からのときはわずか3〜4cm

尿道

内尿道括約筋
尿がたまるとしぜんに開く。

おとなでは、尿が200〜300mlくらいたまると、おしっこをしたくなる。

ビューポイント　腎小体を拡大

腎小体は、**ボウマンのう**という袋のようなものと、毛細血管があつまった**糸球体**でできている。ろ過のしごとをしているのは、この糸球体だ。

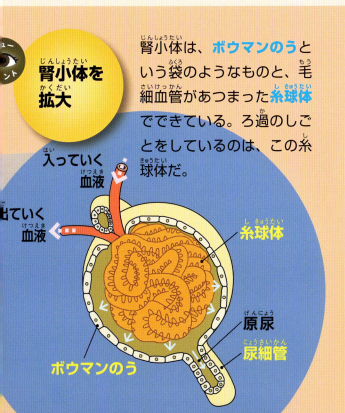

入っていく血液
出ていく血液
糸球体
ボウマンのう
原尿
尿細管

Q　男性にだけある、これは何？

A　男性には、膀胱のつけ根をぐるっとかこんだ**前立腺**がある。断面を見ると、みかんの房のようだ。ここでは前立腺液という、精子の動きを助ける液体がつくられている。男性は年をとると前立腺が大きくなるため、尿道がせまくなって、おしっこの出が悪くなることがある。

膀胱　前立腺　尿道

マルチアングル人体図鑑 消化器（消化器と泌尿器）
さくいんと用語解説

太い数字は、くわしく紹介しているページです。

あ

- アンモニア ……………………… 20, 27
- 胃 ……………………… 4～7, **12, 13**
- 胃液 ……………………… 7, **12, 13**
- 胃酸 ……………………………………… 12
- 胃小窩 ……………………………………… 13
- 胃腺 ……………………………………… 13
- 胃壁 ……………………………………… 13
- インスリン ……………………… 18, 19
- 咽頭 ……………………………… **10, 11**
- ウェルシュ菌 …………………………… 25
- 栄養吸収細胞 …………………………… 15
- S状結腸 ……………………………… 24, 25
- エナメル質 ………………………………… 8
- 横行結腸 ………………… 4, 5, 24, 25
- 黄疸 …………………………………… 23
- O157 …………………………………… 25
- オッディ括約筋 ………………………… 18

か

- 外肛門括約筋 ……………………………… 25
- 回腸 …………………………………… **14**, 24
- 外尿道括約筋 ……………………………… 29
- 回盲口 ……………………………………… **24**
- 下行結腸 ……………………… 4, 24, 25
- 下大静脈 ………………… 5, 20, 21, 26
- 顎下腺 …………………………………… 5, **9**
- 肝細胞 ……………………………………… **21**
- 肝静脈 …………………………………… 20
- 肝小葉 ……………………………………… **21**
- 肝臓 ……………… 4～6, **16**, 17, **20, 21**～23
- 肝動脈 …………………………………… 21
- 肝内胆管 ………………………………… 23
- 気管 ………………………………… 4, 10, 11
- 空腸 ……………………………………… **14**
- 口 ……………………………………… 5, **8**～10
- グリコーゲン …………………………… 20
- グルカゴン ………………………… 18, 19

さ

- 血液 ………………… 18～21, 26～28
- 結腸 ………………………………… **24, 25**
- 犬歯 …………………………………………… 8
- 口蓋 …………………………………………… 8
- 口蓋垂 ……………………………………… 8, 11
- 口腔 …………………………………………… 8
  口の中の空間のこと。医学の分野では「こうくう」というが、一般的には「こうこう」という。
- 硬口蓋 ……………………………………… 8, 10
- 喉頭 ………………………………………… **10**
- 喉頭蓋 ……………………………………… **11**
- 肛門 ……………………… 4～6, 24, **25**
- 五大栄養素 ………………………………… 7
- 骨盤 ……………………………………… 29
  泌尿器や生殖器のまわりをかこんでいる骨格。脊柱（背骨）のいちばん下の部分も骨盤の一部。
- コレステロール …………………………… 23

さ

- 細胞膜 ………………………………………… 7
  細胞のいちばん外側をかこんでいる膜。おもに、たんぱく質と脂質でできている。
- 三大栄養素 ………………………………… 7
- 耳下腺 …………………………………… 5, **9**
- 歯冠 …………………………………………… 8
- 糸球体 …………………………………… **28, 29**
- 歯根 …………………………………………… 8
- 歯根膜 ………………………………………… 8
- 脂質 ………………………………………… 7, 17
- 歯髄 …………………………………………… 8
- 歯槽骨 ………………………………………… 8
- 舌 ……………………………………… 5, **8**～10
- 歯肉 …………………………………………… 8
- 斜走筋 ……………………………………… 13
- 縦走筋 ……………………………………… 10, 13
- 十二指腸 …… 6, 12～14, **16**～**18**, 22, 23
- 絨毛 ………………………………………… **15**

- 主膵管 ………………………… 17, **18**, **19**
- 消化液 …………………………………… 6, 16
  食べ物を消化するためにはたらく液体。消化酵素をふくんでいる唾液、胃液、膵液などと、消化酵素をふくまない胆汁がある。
- 消化管 ……………………………………… **4**, 10
- 消化器 ………………………………………… **4**
- 消化酵素 ……… 6, 9, 12, 13, 17, 18
  消化液の中にふくまれていて、消化を助ける物質。栄養素を分解して吸収しやすい形にする。唾液に含まれている唾液アミラーゼや、胃液にふくまれているペプシンなどがある。
- 小臼歯 ………………………………………… 8
- 上行結腸 ………………………………… 4, 24
- 小十二指腸乳頭 …………………………… 18
- 小腸 ……………… 4～6, 12, **14**～17, 24
- 小弯 ……………………………………… 12
- 食道 ……………………………… 4～7, **10**～13
- 食物繊維 …………………………………
- 腎盂 ………………………………………… 28
- 腎小体 …………………………………… **28, 29**
- 腎静脈 …………………………………… 29
- 腎臓 …………………………………… 5, **26**～29
- 腎動脈 …………………………………… 29
- 腎杯 ……………………………………… 28
- 膵液 …………………………………… 6, 15, **16**～19
- 髄質 ……………………………………… 29
- 膵臓 …………………… 4～6, **16**～**19**, 29
- 声帯 ……………………………………… 11
- 脊椎 ………………………………………
- 舌下線 …………………………………… 5, 9
- 舌骨 ………………………………………
- 切歯 ………………………………………… 8
- 蠕動運動 ……………………………… **11**, 13,
- 腺房細胞 …………………………………
- 前立腺 ……………………………………
- 象牙質 ……………………………………
- 総胆管 ……………………… 16, 17, 19～

た

大臼歯	8
大十二指腸乳頭	18
大腸	4〜6, 14, **24**, **25**
大腸菌	25
大便	24, 25
大弯	12
唾液	6〜9
唾液アミラーゼ	9
唾液腺	4〜6, 8, **9**
胆管	16〜19, **22**, **23**
胆管炎	23
胆汁	6, 16, **17**, 20, **22**, **23**
胆汁酸	23
炭水化物	7
胆石	**23**
胆のう	4, 6, **16**, 17, 20, 21, **22**, **23**
胆のう炎	23
胆のう管	17, 22
たんぱく質	7, 13
虫垂	**24**
腸内細菌	25
腸	4, 5, **24**, **25**
糖質	6, 7, 9
糖尿病	18

な

肛門括約筋	25
尿道括約筋	29
口蓋	8, 11
骨	10
乳酸菌	25
（泌尿器系）	**26〜29**
弯	5, **26〜29**
弯口	29
細管	28, 29
尿素	27
尿道	5, **26**, **27**, **29**

は（上段続き）

尿路結石	27
ネフロン	**28**
粘膜	7, 9, 10

消化器などの内側の表面にある、やわらかい組織。粘液というねばり気のある液体が、粘膜をうるおしている。

は

歯	**8**
鼻腔	10
皮質	28
微絨毛	15
脾臓	5, 19
ビタミン	7, 20
泌尿器	5, **26**, 28
ビフィズス菌	25
ビリルビン	20, **23**
副腎	26
副膵管	19
腹大静脈	5, 20, 21, 26
ブドウ糖	20

すぐにエネルギーに変わることのできる糖質。糖質にはいろいろな種類があるが、からだに取りこまれると、ブドウ糖に変化してからエネルギーに変わる。

噴門	**12**, 13
ペプシン	13
膀胱	5, **26〜29**
膀胱炎	27
ボウマンのう	**29**
ホルモン	7, 17, 18, 19, 26

からだの中のバランスや、器官のはたらきを調整する物質。たくさんの種類があり、脳の下垂体という部分や、膵臓のランゲルハンス島、副腎など、いろいろな部分でつくられる。

ま・や・ら・わ

ミネラル	7
盲腸	**24**
門脈	6, 7, **20**, **21**
幽門	**12**, 13
幽門括約筋	13
ランゲルハンス島	**19**
輪走筋	10, 13
リンパ管	7, 15

考えてみよう 腎臓はどうやって捨てるものを決める？

　腎臓は、28〜29ページで見たように、大事なものを血液に残して、よぶんなものを尿（おしっこ）として捨てるしごとをしています。「大事なもの」と「よぶんなもの」を分けるのは、かんたんなことではありません。はじめに、腎臓にある糸球体が血液をろ過して、原尿をつくります。原尿は1日に約180リットルもつくられています。でも、尿としてからだの外へ出ていくのは、1日に1〜2リットルくらい。あとの178〜179リットルは、糸球体を出たあと、尿細管でもういちど吸収されます。原尿には、まだまだ必要なものがたくさんふくまれていて、血液へもどっていくのです。

　最終的に捨てるものと、残すものは、どうやって決めるのでしょう？　これは最近、わかってきたことですが、からだじゅうの器官が、「この成分はいらない」「この成分がもっとほしい」というメッセージを、腎臓に送っているそうです。そして、メッセージを聞いた腎臓は、血液の成分がちょうどよくなるように、尿で調節しているのです。

　すべての器官の健康状態をいちばんよくわかっているのは、腎臓かもしれませんね。

マルチアングル人体図鑑　**消化器**（消化器と泌尿器）

2017年12月25日　第1刷発行
2021年 4月 1日　第2刷発行

監修／高沢謙二
絵／松島浩一郎
文／川島晶子（ダグハウス）
編集協力／岩原順子
アートディレクション／石倉昌樹
デザイン／隈部瑠依　近藤奈々子（イシクラ事務所）

発行所／株式会社ほるぷ出版
発行者／中村宏平
〒102-0073　東京都千代田区九段北1-15-15
電話／03-6261-6691
https://www.holp-pub.co.jp

印刷／共同印刷株式会社
製本／株式会社ハッコー製本

NDC660　210×270ミリ　32P
ISBN978-4-593-58757-5　Printed in Japan

落丁・乱丁本は、小社営業部宛にご連絡ください。
送料小社負担にて、お取り替えいたします。